OBSERVATIONS MÉDICALES

RELATIVES A

L'EMPLOI

DE L'EAU SALÉE

DE LA RIVIÈRE DE SALZ

A RENNES-LES-BAINS

(AUDE)

Par M. Cazaintre

Médecin-Inspecteur, Chevalier de la Légion d'Honneur.

LIMOUX

CHEZ J. BOUTE, IMPRIMEUR-LIBRAIRE

RUE DES AUGUSTINS, 13.

1858.

OBSERVATIONS MÉDICALES

RELATIVES A

L'EMPLOI

DE L'EAU SALÉE

DE LA RIVIÈRE DE SALZ

A RENNES-LES-BAINS

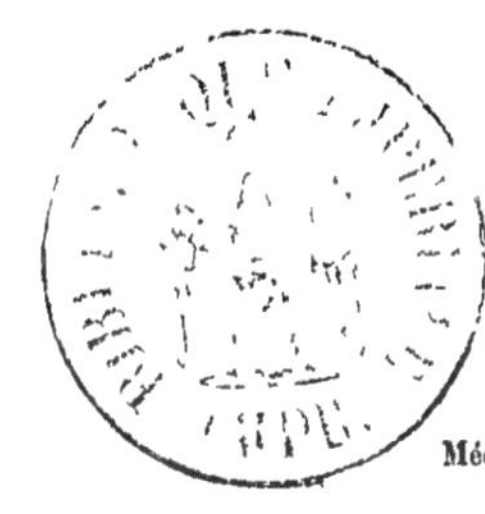

PAR

M. Cazaintre

Médecin Inspecteur, Chevalier de la Légion d'Honneur.

Depuis longtemps il n'était pas de médecin praticien qui, en voyant la rivière salée de *Salz* baigner, dans son cours, les établissements thermaux de Rennes, n'exprimât hautement le vœu de faire concourir ce puissant agent thérapeutique au traitement des maladies chroniques, en le mêlant à l'eau thermo-minérale. Aujourd'hui, grâce au propriétaire des Bains de Rennes, M. de Fleury, qui ne recule devant aucun sacrifice pour faire progresser son établissement; grâce aussi à l'intervention intelligente de notre digne préfet, M. Dabeaux, qui, sachant apprécier et faire apprécier toutes les choses utiles, a obtenu un secours spécial du Gouvernement, l'œuvre de l'amélioration importante que réclamait la science hydrologique est terminée. L'on peut dire qu'au point de vue des avantages que les médecins trouveront, pour le traitement de plusieurs maladies chroniques, dans le mélange de l'eau salée avec l'eau thermale, c'est une ère nouvelle qui va s'ouvrir pour la renommée des Bains de Rennes. Déjà, en prenant l'eau de la rivière de *Salz*, devant l'établissement thermal du *Bain-fort*, on obtenait, avec une faible dose de sel marin, des effets remarquables, ainsi qu'on pourra le voir en lisant les observations que je vais présenter; à plus forte raison, pourra-t-on espérer de plus grands résultats, maintenant que l'eau de la rivière salée offrira un degré supérieur de salure, étant prise avant sa rencontre avec une rivière d'eau douce, et étant amenée aux baignoires par un aqueduc de trois kilomètres (1).

Afin qu'on puisse conclure du moins au plus pour l'avantage à retirer de cette innovation, je vais présenter les observations qui sont relatives à quelques maladies chroniques qui ont été modifiées ou guéries par l'usage de l'eau salée de la rivière de *Salz*, avant les travaux d'aménagement qu'on vient de compléter. Ces faits démontreront, mieux que ne pourrait le faire toute espèce de réclame, que les principes chimiques, notamment le sel marin qu'elle renferme, combinés avec les principes ferrugineux toniques de la source thermale du *Bain-fort*, peuvent être appliqués, avec de grandes probabilités de succès, au traitement de quelques affections atoniques de la matrice et

---

(1) Quant à la quantité de sel marin que contient l'eau salée de Salz, on peut l'évaluer à 3 grammes par litre; quantité qui est bien inférieure à celle des autres principes minéralisateurs qui ne figurent, en général, qu'en milligrammes dans les analyses des eaux minérales, et dont, néanmoins, l'action sur l'économie animale est incontestable.

Pour ce qui regarde le mode d'administration de cette eau salée, il importe de savoir que tout a été disposé pour que sa mixtion avec l'eau thermale ne se fasse que selon la prescription des médecins. A cet effet, trois robinets ont été adaptés à chaque baignoire : l'un pour l'eau minérale refroidie; l'autre pour l'eau minérale à sa température ordinaire, et le troisième pour l'eau salée. Il en est de même pour les douches

de diverses maladies chroniques dépendantes des altérations morbides du système lymphatique. L'expérience, qui a constaté les propriétés résolutives de cette eau salée, prouve qu'elle est très bien indiquée dans les cas d'empâtements d'organes et d'épanchements séreux qu'on ne peut dissiper qu'en ranimant l'absorption.

Je suis convaincu, d'autre part, que, pour fortifier la constitution des enfants, le mélange de l'eau salée avec l'eau thermale ferrugineuse, ainsi qu'il peut se pratiquer actuellement à Rennes-les-Bains, pourra remplacer avantageusement les bains de mer, toutes les fois qu'on aura à craindre la transition de température et le défaut de réaction chez les individus débiles et impressionnables.

Avant de présenter les observations médicales qui sont relatives à la thérapeutique de l'eau salée de la rivière de *Salz*, il importe de faire connaître l'analyse qui en a été faite dans le temps par M. O. Henry. Il est bon aussi de ne pas laisser ignorer de quelle manière l'emploi de ce nouvel agent thérapeutique a été accueilli par un membre de l'Académie de Médecine de Paris, qui s'occupe spécialement des eaux thermales. C'est ce que je vais faire en transcrivant la lettre que mon honorable confrère m'a adressée à ce sujet.

» Monsieur et très-honoré Confrère,

» Je m'empresse de vous envoyer, ci-jointe, l'Analyse des
» eaux de la rivière de Salz, faite en 1839 par M. O. Henry;
» elle est consignée dans le tome 3, page 907 du Bulletin de
» l'Académie de Médecine :

» Eau............ 1 litre.

» Acide carbonique................ traces.
» Carbonate de chaux.............. 0 gr. 750.

» Chlorure de sodium (sel marin).....	2	030.
» ——— de magnésium...........		
» Sulfate de soude................	1	030.
» ——— de magnésie..............	1	010.
» Alumine........................	0	050.
» Oxide de fer....................	inappréciable.	
» Matière organique...............	indéterminée.	

» L'eau de la rivière de Salz n'a rien de commun avec les » eaux thermales, puisqu'elle est riche en sel marin et en » sulfates alcalins.

» Je vous félicite de l'amélioration que vous avez obtenue » du propriétaire dans l'aménagement de vos sources; il est » certain que l'emploi de l'eau salée agrandit le champ de la » thérapeutique thermale, et que vous pourrez en tirer un » excellent parti dans le traitement des maladies chroniques.

» Je saisis cette occasion pour vous renouveler l'assurance » de ma profonde estime.

» Patissier, d. m. p. »

OBSERVATIONS MÉDICALES.

Hydrocéphale accompagnée de paraplégie.

Première Observation. — Malric, de Carcassonne, âgé de 6 ans, fut porté aux Bains de Rennes pour y être traité d'une hydrocéphale dont on attribuait l'origine à une émotion qu'avait éprouvée sa mère pendant la grossesse. Néanmoins, cet enfant n'était pas né hydrocéphale, car sa maladie ne s'était déclarée qu'après un ictère dont il fut atteint immédiatement après sa naissance.

On remarqua que, dans le début, sa tête se développait progressivement par l'écartement des sutures; elle présentait le double de son volume ordinaire, lorsque je pus l'observer à Rennes. Il est essentiel de noter que, par suite de la compression que le liquide exerçait sur le cerveau, les facultés intellectuelles étaient très-obtuses, et que la physionomie offrait le caractère de l'idiotisme. C'est à cette même cause que l'on doit rapporter les difficultés et la lenteur de la parole; en sorte qu'à l'âge de 6 ans, cet enfant était encore réduit au bégaiement; de plus, ses jambes faibles et émaciées, et l'impossibilité de la station, étaient tout autant de symptômes qui indiquaient que l'appareil cérébro-spinal avait pris part à la compression exercée par le liquide.

Dans le but de ranimer la vitalité nerveuse, je prescrivis au jeune malade des immersions dans le *Bain-fort* tempéré avec l'eau salée de la rivière de *Salz*, et, jour entr'autre, une douche sur la colonne vertébrale, avec la même eau. Les effets de cette médication, à la fois tonique et résolutive, furent lents sans doute; mais, cependant, les parents, avant de quitter Rennes, remarquèrent avec moi que leur enfant pouvait mieux supporter la station et qu'il avait moins d'hébétude dans le regard. A son retour dans ses foyers, on observa de bons effets ultérieurs des bains, à ce point que cet enfant pouvait supporter plus longtemps la station, et que les jambes avaient pris un peu plus de force et de volume. Les parents, encouragés par cet amendement, ne manquèrent pas de ramener leur enfant à Rennes. Mon examen me mit à même de constater, avec la plus grande satisfaction, qu'une amélioration sensible s'était opérée dans son état, puisque le jeune malade pouvait faire plusieurs pas, tandis qu'auparavant il ne pouvait pas se tenir debout.

Cet intéressant enfant est venu, pendant quatre ans, à Rennes, et, chaque fois, il a retiré des effets très favorables des bains et des douches d'eau salée. Aujourd'hui, il use largement de la faculté locomotrice; et c'en est à ce point qu'il gambade, qu'il fait des courses et qu'il parle avec la plus grande facilité; ses yeux ont repris de l'expression; son intelligence s'est ouverte; enfin, il ne paraît pas être en retard avec les enfants de son âge. Toutefois, la tête reste avec le développement anormal, le retrait de la voûte osseuse étant devenu impossible par l'ossification des sutures; mais il est probable que le liquide qui comprimait le cerveau a disparu, si l'on en juge par la cessation des symptômes auxquels l'épanchement donnait lieu. Reste à savoir si les méninges sont épaissies et si la masse cérébrale est plus volumineuse que dans l'état normal.

En considérant tout ce que présente d'extraordinaire la guérison de cette maladie, on est amené à présumer que, dans ce cas rare, les principes toniques ferrugineux de l'eau thermale du *Bain-fort,* combinés avec l'eau salée de la rivière de *Salz,* dont les propriétés sont éminemment résolutives, ont contribué puissamment à faciliter l'absorption du liquide qui comprimait le cerveau et ses dépendances.

Engorgement de la glande inguinale de nature syphilitique.

2e *Observation.* — M.*** était atteint, depuis deux ans, d'une induration de la glande inguinale que lui avait laissée un bubon de nature syphilitique. Cet engorgement chronique avait résisté à divers modes de traitement, entr'autres aux préparations mercurielles et à l'emploi de la pommade iodurée. Dès son arrivée à Rennes, je lui prescrivis le *Bain-fort* avec mélange, par trois quarts, de l'eau salée de la rivière de *Salz*. A l'aide de ce traitement, auquel j'ajoutai l'usage des douches d'eau salée, j'obtins la résolution presque complète de la tumeur. Après avoir employé cette médication pendant un mois, le malade fut obligé de partir, à mon grand regret, car la guérison était en bonne voie. Néanmoins, ce bon effet, obtenu par l'emploi de l'eau salée mêlée avec l'eau thermale, alors que divers moyens énergiques avaient échoué, m'a paru assez remarquable pour que j'aie dû en faire mention.

Engorgement de l'articulation tibio-tarsienne à la suite d'une foulure.

3e *Observation.* — M. Leville, de Revel (Tarn), était atteint, depuis un an, d'un engorgement de l'articulation tibio-tarsienne, à la suite d'une foulure. La progression était difficile, douloureuse, et le moindre mouvement augmentait l'engorgement. Les anti-phlogistiques, les frictions mercurielles iodurées, combinées avec l'extrait de Belladona, les douches avec l'eau de Goulard et les cataplasmes mucilagineux ayant échoué, un médecin, appelé en consultation, prescrivit les bains de Rennes, connaissant l'action résolutive de l'eau salée de la rivière de *Salz;* je la lui prescrivis soit en bains, soit en douches. Après avoir employé pendant un mois ce genre de médication, M. Leville a eu le bonheur inespéré de voir diminuer sensiblement l'engorgement de l'articulation et, par suite, la progression devenir plus facile. Il est revenu, cette année, dans un état parfait de guérison.

Hydarthrose de nature rhumatique.

4e *Observation.* — Alby (Pierre), âgé de 45 ans, avait souffert, pendant une année, d'un rhumatisme articulaire. L'élément rhumatique, après avoir attaqué successivement toutes les articulations, s'était fixé sur le genou. Cette articulation s'était engorgée insensiblement, à ce point de représenter le double de son volume normal. Les frictions mercurielles, l'application de la potasse caustique autour de l'articulation avaient été employées sans succès. Les

Bains de Rennes lui ayant été prescrits, il se fit transporter à cet établissement. Lorsque le malade y arriva, il ne pouvait marcher qu'avec le secours d'une béquille, et encore très péniblement. Je lui fis prendre, à titre de moyen préparatoire, le *Bain-de-la-Reine*, dont l'action résolutive est reconnue. Un amendement dans la douleur et une légère diminution de l'engorgement se firent remarquer sous l'influence de cette médication; mais l'amélioration fut plus sensible lorsque le malade fit usage du *Bain-fort* mêlé avec l'eau salée de *Salz* et des douches de même nature. Avant son départ des bains l'engorgement avait diminué des trois quarts, la douleur avait cessé, et le malade pouvait marcher sans le secours des béquilles.

Il est très-probable que la diminution de cet engorgement est due à l'action résolutive de l'eau salée combinée avec les principes toniques du *Bain-fort.*

Contracture simulant une Entorse.

5e *Observation.* — Mme Roques, de Narbonne, tempérament bilioso-nerveux, âgée de 45 ans, n'ayant jamais été atteinte de rhumatisme, ressentit tout-à-coup, étant assise, une vive douleur à la plante du pied droit. Cette douleur, qu'on pourrait comparer, par son acuité, à ce qu'on appelle le *coup de fouet,* après avoir persisté pendant plusieurs mois, s'était propagée jusqu'à l'articulation tibio-tarsienne, qui, par son engorgement, avait fait croire à l'existence d'une foulure. — Les sangsues, les bains émolliens, les cataplasmes résolutifs et narcotiques ayant été employés sans succès, les médecins furent d'avis d'essayer les Bains de Rennes. — A son arrivée dans l'établissement, la malade ne pouvait marcher qu'avec le secours d'une béquille, et la progression ne faisait qu'augmenter le gonflement de l'articulation. La malade commença son traitement thermal par l'emploi du *Bain-doux*, passa ensuite au *Bain-fort* mêlé avec l'eau salée, et fit usage des douches de même nature. — Par suite de ce traitement, l'engorgement diminua progressivement, la douleur se calma, et la progression se rétablit dans toute son intégrité.

Mme Roques est revenue, l'année d'après, dans un état de complète guérison.

Catharre pulmonaire chronique consécutif à l'Aménorrhée.

6e *Observation.* — Mme Abrial, de Cabrespine, âgée de 28 ans, était atteinte, depuis un an, d'un catharre pulmonaire qui faisait craindre pour la phthisie pulmonaire. Lorsqu'elle arriva au Bains de Rennes : suppression du flux menstruel depuis deux ans, chlorose, perte de l'appétit, maigreur; tel était son état. Je lui prescrivis l'eau ferrugineuse du *Cercle* en boisson à titre d'emménagogue, et le *Bain-fort* mêlé avec l'eau salée. Après avoir suivi, pendant une quinzaine de jours, ce traitement, la malade vit renaître ses forces progressivement, et l'appétit, qui était nul, se ranima, la coloration devint meilleure de jour en jour et les menstrues reparurent pour compléter le succès. Enfin, l'amélioration obtenue par l'eau du *Cercle* et les bains d'eau salée fut si sensible, qu'on eut de la peine à reconnaître Mme Abrial, à son retour dans son pays.

Hépatalgie.

7e *Observation.* — M. D.***, de Bordeaux, tempérament bilioso-nerveux, âgé de 55 ans, était atteint, depuis deux ans, d'une douleur obtuse dans la région hépatique, qui prenait un caractère aigu pendant les paroxismes. Toutes les fois qu'il y avait redoublement de la douleur, le foie se gonflait, le teint devenait jaune, et les urines étaient hépatiques. Plusieurs moyens avaient été employés dans ce cas : et les sangsues à l'anus et sur la région hépatique, et les cautères volans sur l'hypocondre droit, et les frictions mercurielles, et le bi-carbonate de soude; tout avait échoué. Lorsque le malade est arrivé à Rennes, on remarquait une induration au foie; les digestions étaient difficiles et il y avait amaigrissement par suite du trouble de la nutrition. La première indication fut de ranimer les forces de l'estomac, et ce fut dans ce sens que je lui prescrivis l'eau du *Cercle*, à titre de tonique et d'apéritif; il en fit d'abord usage à la dose de deux verrées et en augmenta progressivement la dose jusqu'à dix. Le *Bain-fort*, pris avec mixtion d'eau salée, fut employé simultanément, et quelques jours après, des douches de même nature furent dirigées, en arrosoir, sur la région hépatique. Il résulta de cette médication que la couleur jaune disparut, que l'appétit revint, que les digestions furent bonnes, et que la résolution de l'induration hépatique fut complète.

M. D.*** est revenu, pendant trois années de suite, dans un état parfait de guérison.

Engorgement des genoux accompagné de chlorose.

8e *Observation*. — Chabaud (Françoise), de Carcassonne, âgée de 15 ans, tempérament lymphatique, après avoir supporté la pluie et un abaissement subit de la température, fut atteinte de douleurs très aigues dans les deux genoux, qui, soit par la souffrance, soit par l'influence de l'âge critique, ne tardèrent pas à s'engorger. La progression était difficile, et à chaque pas c'était un retentissement douloureux sur les genoux. La chlorose accompagnait cet état. On avait employé les ferrugineux, l'huile de foie de morue, les frictions mercurielles et les fumigations aromatiques; tout avait échoué, lorsque la jeune malade vint essayer les Bains de Rennes. L'eau éminemment ferrugineuse du *Cercle* fut employée dans le but de combattre la chlorose, et l'on attaqua l'engorgement des genoux avec les bains d'eau salée mêlée avec l'eau thermale. Le résultat de cette double médication fut d'abord l'apparition des menstrues, et, quelques jours après, le dégorgement des genoux.

La malade est revenue aux bains, les deux années suivantes, dans un état de florissante santé.

Ecoulement purulent de l'oreille à la suite d'un engorgement glanduleux.

9e *Observation.* — Escudié (Antoinette), de Mazamet (Tarn), âgée de cinq ans, tempérament lymphatique, était affectée, depuis huit mois, d'un engorgement des glandes du cou, dont on avait tenté sans succès la résolution. A cet état, qui présentait le caractère scrophuleux, était venu se joindre un écoulement purulent de l'oreille. C'était une matière jaunâtre et fétide qui s'écoulait tous les jours du conduit auditif. Dans le but de combattre la prédominance du tempérament lymphatique, je lui fis prendre l'eau ferrugineuse du *Cercle* et le *Bain-fort* mêlé avec l'eau salée de *Salz*, et des injections avec la même eau. — L'action résolutive de l'eau salée, combinée avec l'eau ferrugineuse, produisit de si bons effets, qu'avant de quitter l'établissement, la mère put constater la suppression de l'écoulement et la diminution, par moitié, de l'engorgement des glandes.

Paraplégie rhumatique. — Réaction de la Matrice sur la Moelle épinière.

10e *Observation.* — Raynal (Marie), de Castres, âgée de 15 ans, tempérament nerveux, ressentait, depuis six mois, des douleurs vagues qui se portaient tantôt aux bras, tantôt aux jambes et à l'estomac; enfin, une douleur plus vive s'étant fixée sur la région lombaire, on vit se produire un autre ordre de symptômes : se fut d'abord une grande lassitude dans les jambes, qui fléchissaient au moindre exercice; plus tard la station devint impossible, et la paraplégie fut complète. C'est dans ce triste état que la malade, sur la prescription de son médecin, le docteur Blaveau, vint essayer les Bains de Rennes. Lorsqu'elle y arriva, sa mère était obligée de la porter sur les épaules ; le moindre contact produisait sur cette enfant des douleurs très intenses. Je lui ordonnai une immersion dans le *Bain-fort* mêlé avec l'eau salée. Quel fut mon étonnement de voir qu'au premier bain la jeune malade avait récupéré la faculté locomotrice. La pauvre mère pleurait de joie et ne pouvait pas croire à ce miracle. Sa fille, qu'elle ne portait plus sur ses épaules, continua les bains thermaux avec l'eau salée et prit quelques douches de même nature sur la colonne vertébrale. Les effets de cette médication furent si héroïques, que la malade allait à la promenade sans s'appuyer du bras de sa mère, à la grande surprise de ceux qui l'avaient vue à son arrivée présentant l'aspect d'une paralytique. — Cette guérison, si miraculeuse par sa rapidité, s'est soutenue, puisque Marie Raynal est revenue l'année d'après aux Bains de Rennes avec une florissante santé que l'apparition du flux menstruel n'avait fait que rendre définitive.

Il est très probable que la paraplégie, dont il est question dans cette observation, était entretenue par le *molimen* menstruel, et que dans ce cas l'*utérus* exerçait une réaction sympathique sur la moëlle épinière.

Engorgement de la glande inguinale de nature syphilitique.

11e *Observation.* — R. G*** était atteint, depuis huit mois, d'un engorgement de la glande inguinale qui était le reste d'un bubon syphilitique. On avait employé plusieurs moyens sans succès, tels que le rob anti-syphilitique, des frictions avec le proto-iodure de mercure. Je lui prescrivis des immersions dans l'eau thermale du *Bain-fort,* combinée avec l'eau salée de *Salz* et des douches de même nature. Après vingt bains et dix douches, l'induration, en forme de dos de poisson, a disparu, et c'est évidemment à l'action résolutive de l'eau salée qu'on doit rapporter cette guérison, puisque le traitement anti-syphilitique avait échoué (1).

Ophtalmie de nature scrophuleuse.

12e *Observation.* — La nommée Ormières (Jeanne), de Carcassonne, âgée de 38 ans, tempérament lymphatique, était atteinte, depuis quatre mois, d'une ophthalmie de nature scrophuleuse. La conjonctive était injectée et épaissie; un écoulement jaunâtre suintait des paupières rouges et engorgées. Divers moyens thérapeutiques avaient été employés contre cette affection chronique : les sangsues, les vésicatoires aux bras et à la nuque, les purgatifs, la pommade rouge de Lyon, et, pour collyre, la dissolution de nitrite d'argent; tout avait écouché. Tel était son état quand la malade fut envoyée à Rennes. Je lui prescrivis l'immersion de l'eau thermale du *Bain-fort* mêlée avec l'eau salée de *Salz,* et des douches prises sur la nuque. A ce traitement je joignis des affusions sur les yeux avec l'eau salée de *Salz*. Après une vingtaine de jours de ce traitement, j'ai vu disparaître entièrement la rougeur, l'engorgement des paupières ainsi que le suintement sanieux. — La malade a quitté l'établissement dans un état

(1) J'ai remarqué que pendant que le malade faisait usage des bains et des douches, la coloration phlegmoneuse légère passait à un rouge vif; ce qui prouve, une fois de plus, que les maladies chroniques ont besoin souvent de passer à l'état aigu pour arriver à une solution complète

complet de guérison. Elle est revenue cette année, sans avoir éprouvé de récidive.

Phlegmasie chronique du nez, de nature dartreuse.

13e *Observation.* — M. M***, de Carcassonne, âgé de 25 ans, tempérament lymphatique, était atteint, depuis trois mois, d'une affection phlegmoneuse des ailes du nez, qui s'accompagnait de quelques croûtes dans l'intérieur des narines. On avait combattu sans succès cette affection par des bains sulfureux et des dépuratifs. Les bains pris au *Bain-fort* avec mixtion de l'eau salée de *Salz* contribuèrent à déterger les croûtes et à faire disparaître le gonflement phlegmoneux.

Œdématie des jambes, de nature rhumatique.

14e *Observation.* — Mme Bosc, de Montpellier, âgée de 48 ans, tempérament lymphatique, après avoir éprouvé quelques douleurs vagues dans les articulations, se trouvant dans la période de l'âge critique, fut atteinte d'une enflure aux jambes, légèrement œdémenteuse, qui la gênait dans la marche et s'accroissait le soir. D'après mon exploration, rien ne pouvait me faire supposer que l'enflure fût dépendante d'une maladie du cœur. Ne voyant dans cet état qu'une atonie du tissu cellulaire et des vaisseaux absorbans, je lui prescrivis des immersions dans l'eau thermale du *Bain-fort* mêlée avec l'eau salée de *Salz* à une température de 25° R. Sous l'influence de cette médication tonique et résolutive, l'empâtement œdementeux des jambes a disparu progressivement. La seule crise que je puisse considérer comme moyen de guérison, a été un flux abondant d'urine.

Tumeur blanche du genou.

15e *Observation.* — Dreville (Raymonde), de Laurapuc, âgée de 24 ans, tempérament lymphatique, fut atteinte d'une douleur au genou, à la suite d'un refroidissement subit dont elle fut saisie en se mouillant à la rivière. La douleur fut bientôt suivie d'engorgement, et le genou présenta le double de son volume ordinaire : les sangsues, les vésicatoires, la pommade mercurielle avaient été employés sans succès. Dans le but de résoudre l'articulation engorgée, je lui prescrivis le *Bain-fort* mêlé avec l'eau salée de *Salz*, ainsi que des douches de même nature. — Après une vingtaine de bains et une douzaine de douches, je m'aperçus que le volume du genou avait diminué d'un bon tiers, et que, par suite, la progression était plus facile.

La malade est revenue aux bains l'année d'après; il ne lui restait qu'un peu d'engorgement au genou, que les douches et bains résolutifs ont presque dissipé.

Engorgement du poignet.

16e *Observation.* — LAGARDE (Marie), de Guittardens, tempérament lymphatique, fut atteinte, sans cause connue, d'un engorgement au poignet, qui gênait le jeu de cette articulation. Cet empâtement, quoique exempt de rougeur inflammatoire, s'accompagnait de douleur : *Bain-fort* mêlé avec l'eau salée de la rivière de *Salz*, et douches de même nature. Cette médication fut suivie d'un plein succès, puisque nous avons vu l'engorgement disparaître complètement après vingt jours de traitement thermal.

La malade est revenue à Rennes, l'année d'après, dans un état des plus satisfaisants.

Engorgement du genou.

17e *Observation.* — Mlle SIAU (Antoinette), d'Arques, âgée de 9 ans, tempérament lymphatique, était atteinte, depuis un an, d'une tumeur blanche au genou, qui s'était déclarée à la suite d'une suppression de dartres crustacées à la tête. Lorsqu'elle arriva dans l'établissement le genou offrait le double de son volume ordinaire : les bains et douches du *Bain-fort* combinés avec l'eau salée de la rivière de *Salz* ont diminué des trois quarts le volume du genou. L'extension de la jambe, qui était déjà fort compromise par l'engorgement de l'articulation, a été rétablie.

Affection de la Moëlle épinière.

18e *Observation.* — Nicolas (Michel), de Sallèles (Aude), âgé de 44 ans, constitution forte, tempérament bilioso-sanguin, fut pris tout-à-coup d'une douleur forte sur le trajet de la colonne vertébrale, dans la région lombaire. Immédiatement après se montrèrent les symptômes suivants : insensibilité des jambes, perte du mouvement, station impossible. On avait employé sans succès les cautères, les frictions avec la strichinne. Cet état, qui persistait depuis deux années, avait amené insensiblement l'émaciation des membres abdominaux. — Prescription : *Bain-fort* combiné avec l'eau salée de la rivière de *Salz*, et douches dirigées sur le trajet de la colonne vertébrale. Il a résulté de cette médication résolutive que la faculté locomotrice s'est progressivement rétablie, que le malade a pu marcher, et que les membres, qui présentaient un commencement d'atrophie, ont pris, au bout d'un certain temps, leur volume ordinaire. — Il est très probable que dans ce cas extraordinaire l'épanchement sanguin ou séreux, qui, en comprimant la moëlle épinière, donnait lieu à tous les symptômes, aura été absorbé sous l'influence de l'action résolutive de l'eau salée de la rivière de *Salz* combinée avec les principes toniques du *Bain-fort*.

Hémiplégie consécutive à l'aménorrhée.

19e *Observation.* — Aybram (Marie), âgée de 33 ans, tempérament bilioso-sanguin, était atteinte, depuis six mois, d'une hémiplégie qui avait débuté par la céphalilgie et un engourdissement du doigt de la main droite ; elle avait perdu progressivement la liberté du mouvement du bras droit et de la jambe du même côté. Cette maladie avait très probablement été déterminée par une aménorrhée à laquelle avait donné lieu une forte émotion.

Après avoir pris une vingtaine de bains à la source du *Bain-fort* avec mélange de l'eau salée de *Salz*, des coliques se déclarèrent, le flux menstruel se rétablit, et tous les symptômes de l'hémiplégie disparurent.

Paraplégie de nature rhumatique.

20e *Observation.* — Dougados (Pierre), de St-Amans, ancien domestique du maréchal Soult, âgé de 40 ans, éprouva, dans le mois d'octobre 1834, de grandes nausées accompagnées de brisement de membres. Cet état se compliqua avec le rhumatisme, dont il avait subi, dans le temps, plusieurs atteintes. Bientôt se déclarèrent, par intervalles de plusieurs jours, des accès nerveux, pendant lesquels les jambes fléchissaient, la station devenait impossible, la vue s'obscurcissait, l'émission des urines devenait difficile et quelquefois impossible. — Le traitement avec lequel on avait attaqué cette maladie avait consisté en purgatifs, vésicatoires, frictions anti-spaseuodiques, cautères sur le trajet de la colonne vertébrale, pansés avec la pommade de Sthrycnine. Quelle que fût l'énergie des moyens employés, la maladie persistait, et lorsque le malade arriva à Rennes la station était impossible. — Je lui prescrivis le *Bain-fort* mêlé avec l'eau salée de *Salz* et des douches de même nature sur la colonne vertébrale. Au bout d'une quinzaine de jours de ce traitement thermal, un amendement sensible se fit remarquer, puisque le malade, qui ne pouvait rester debout, put marcher en s'appuyant d'une main sur une canne, et de l'autre sur l'épaule

de sa femme. — Il est revenu l'année d'après dans un état si satisfaisant, qu'il peut marcher sans aucun appui.

Cette amélioration inespérée dans un état si grave, me paraît assez remarquable pour devoir la signaler comme propre à constater les propriétés toniques et résolutives de l'eau salée de *Salz* combinée avec l'eau thermale du *Bain-fort.*

Engorgement du genou.

21e *Observation.* — Rouanet (Anne), de l'Espinassière (Aude), âgée de 16 ans, d'un tempérament lymphatique, ressentit, en 1851, une douleur à l'aîne, qui fut suivie de l'engorgement de la glande inguinale qui devint très volumineuse et finit par s'abcéder. Immédiatement après, le genou se tuméfia progressivement et devint très volumineux ; la progression fut gênée au point de ne pouvoir plus se tenir qu'avec le secours des béquilles : purgatifs, cautères volans sur les parties latérales du genou, frictions avec le proto-iodure de mercure ; tous les moyens énergiques avaient échoué, et cette maladie persistait d'autant plus, que la malade était sous l'empire du molimen menstruel. Tel était son état lorsqu'elle arriva à Rennes. Je lui prescrivis le *Bain-de-la-Reine*, à titre de moyen préparatoire, et immédiatement l'eau salée de *Salz* mêlée avec l'eau thermale du *Bain-fort*. La première année, le genou diminua de volume de manière à ce que la malade pût marcher avec le secours d'une seule béquille. La seconde année la progression était encore difficile, mais l'amendement fut assez sensible pour que la malade pût marcher sans béquilles. Enfin, la troisième année, sous l'influence de la même médication, le flux menstruel se déclara, et cette révolution vitale imprima un progrès de plus à l'amélioration. Le genou est maintenant diminué des trois quarts, et il ne reste plus qu'une légère claudication. Eu égard aux symptômes graves qui ont été observés, il est permis d'espérer une guérison complète.

Dyspepsie.

22e *Observation.* — M. Batagne, de Castres, âgé de 30 ans, tempérament lymphatique, éprouvait, depuis plusieurs années, une grande difficulté de digérer qui s'était accrue sous l'influence du choléra de 1854 ; il ressentait, après avoir mangé, un poids énorme sur l'estomac, accompagné de flatuosités. Il est venu à Rennes, en cette situation, en 1856, a fait usage de l'eau salée de *Salz* mêlée avec le *Bain-fort.* L'appétit et les fonctions digestives se sont rétablis ; il ne lui reste qu'une légère douleur dans les reins.

Affection syphilitique.

23e *Observation.* — Marie C***, de Toulouse, âgée de 8 ans, sur laquelle avait été commis un attentat à la pudeur par un homme qui était probablement infecté de syphilis, présentait, depuis un an, une blennorrhagie qui s'accompagnait de gonflement phlegmoneux des parties génitales. Le traitement anti-syphilitique, sous toutes les formes, avait échoué. Cette jeune malade fit usage, sur ma prescription, des bains d'eau salée de *Salz* mêlée avec l'eau thermale du *Bain-fort.* Le résultat de cette médication a été on ne peut plus efficace, puisque l'écoulement verdâtre qui tachait la chemise a disparu ainsi que le gonflement des grandes lèvres.

Métastose rhumatique sur la moëlle épinière.

24e *Observation.* — Caminade (Pierre), de Mazamet, âgé de 44 ans, tempérament bilioso-sanguin, facteur rural, fut atteint d'accès de fièvre intermittente et en même-temps de douleurs rhumatiques. Les douleurs vagues se fixèrent sur la colonne vertébrale, et, dès-lors, survinrent de grandes lassitudes, des fourmillements dans les jambes et bientôt l'impossibilité de la station. — Des excutoires sur les parties latérales de la colonne vertébrale, la quinine et des frictions anti-spasmodiques avaient été employés sans succès. Envoyé au Bains de Rennes dans cet état d'infirmité, le malade fit usage du *Bain-fort* mêlé avec l'eau salée de la rivière de *Salz* et de douches de même nature. Après avoir employé cette médication la faculté locomotrice s'est rétablie progressivement, et le malade est reparti dans un état de guérison complète.

Fluxion phlegmoneuse du nez. — Susceptibilité pour les Courbatures.

25e *Observation.* — Mlle *** de Mirepoix, âgée de douze ans, étant atteinte, depuis quelques années, d'un gonflement phlegmoneux qui envahissait le nez et persistait, pendant plusieurs jours, à chaque invasion. De plus, cette jeune personne contractait fréquemment des courbatures qui se succédaient un grand nombre de fois dans le cours de l'année; son estomac était faible et impressionnable. Elle fut envoyée aux Bains de Rennes, en 1855. Sur ma prescription, elle fit usage du *Bain-fort* mêlé avec l'eau salée de la rivière de *Salz*. L'action tonique et résolutive de cette médication a été si efficace pour la malade, que sa mère, qui est revenue aux Bains de Rennes en 1857, m'a attesté que sa fille avait été guérie, non-seulement de sa fluxion au nez, mais encore de sa grande susceptibilité pour les courbatures.

Engorgement des testicules.

26e *Observation.* — M. M. ***, tempérament lymphatique, âgé de 19 ans, n'ayant jamais contracté de maladie vénérienne, était atteint, depuis 3 ans, d'un engorgement des deux testicules. Ces deux organes s'étaient développés progressivement sans douleur, dans la période d'une année. La tumeur du testicule droit s'étant abcédée et ayant donné lieu à un écoulement de matière roussâtre et liquide, une diminution de volume s'était faite; mais, lorsque cet individu se rendit aux Bains de Rennes, il restait deux indurations de la grosseur d'une noix et une fistule au testicule droit d'où s'écoulait un liquide sanieux. Le malade fit usage de bains d'eau salée mêlée avec l'eau thermale du *Bain-fort* et de douches en arrosoir. Avant de quitter l'établissement; le malade vint m'informer que l'induration avait disparu et que la fistule était cicatrisée; ce dont je pus me convaincre par mon inspection.

Engorgement da la glande prostate.

27e *Observation*. — M. D.***, de Bordeaux, éprouvait, depuis un an, une ardeur d'urine qui s'accompagnait d'un écoulement glaireux ; chaque fois qu'il urinait il ressentait le besoin d'uriner encore. Ces symptômes s'accompagnaient d'un sentiment de pesanteur dans la région du périnée. Dans l'appréhension de la pierre, il s'était fait sonder; mais le cathétérisme n'avait rien révélé, en sorte que l'opinion des hommes de l'art fut qu'il ne s'agissait, dans ce cas, que d'un engorgement de la glande prostate.

En conséquence, cette maladie fut combattue par l'application des sangsues, par les bains mucilagineux et par les frictions mercurielles combinées avec l'extrait de ciguë et l'extrait de Belladona. Ce traitement n'ayant pas réussi, le malade fut envoyé aux Bains de Rennes. Voyant que l'état aigu n'existait plus, je fus d'avis de tenter la résolution. Prescription des bains d'eau salée de la rivière de *Salz*, combinée avec l'eau thermale du *Bain-fort* et douches ascendantes de même nature, prises en arrosoir sur le périnée. Après quinze jours de ce traitement, le malade s'aperçut qu'il urinait avec plus de facilité et sans écoulement glaireux; il employa les mêmes moyens pendant un mois avec succès, puisque le malade est revenu pendant deux années de suite sans avoir éprouvé les symptômes dont il a été question.

Induration, suite d'une contusion.

28e *Observation.* — M. Ciment, prêtre-desservant de Bouriége (Aude), portait, depuis quatre ans, sur la partie antérieure de la jambe, près de la crête du tibia, une grosseur du volume d'une cerise, qui s'était dévoloppée à la suite d'une contusion. Comme elle ne lui faisait éprouver aucune souffrance, M. l'abbé Ciment ne songeait pas à s'en défaire; aussi, n'était-il venu aux Bains de Rennes que pour quelques douleurs vagues de rhumatisme. Mais quel fut son étonnement quand, après avoir pris une douzaine de bains avec l'eau salée de la rivière de *Salz,* il s'aperçut que la petite tumeur avait complètement disparu. Il s'empressa de me faire part de cette observation, que je jugeai à propos de recueillir comme une nouvelle preuve des propriétés fondantes de l'eau salée de la rivière de *Salz.*

Abcès fistuleux.

29e *Observation.* — M. Laraye, de Narbonne, géomètre, âgé de 50 ans, tempérament lymphatique, s'étant exposé plusieurs fois, par suite de sa profession, à la pluie et à des transitions de température, fut atteint de plusieurs flegmons de mauvaise nature sur la partie antérieure de la poitrine. Ces tumeurs, après avoir resté longtemps à s'abcéder, laissèrent des trajets fistuleux. Lorsque le malade arriva à Rennes, on en distinguait deux principaux :

l'un à l'articulation de la quatrième côte avec le sternum, et l'autre à la clavicule, tout près de son articulation avec l'omoplate. En sondant ce dernier, qui était le plus grave, je remarquai que la sonde se dirigeait profondément du côté de l'aisselle où se trouvait une autre ouverture fistuleuse. N'ayant pu faire parcourir à la sonde tout le trajet, j'eus l'idée, pour m'assurer s'il y avait communication, de pousser fortement une injection dans le méat supérieur. En effet, le liquide traversa et se fit jour du côté de l'aisselle; nul doute alors que la matière de l'abcès supérieur de la clavicule avait donné lieu à l'abcès de l'aisselle en fusant à travers les mailles du tissu-cellulaire.

Dans le but de déterger et de cicatriser, je conseillai au malade de prendre des bains d'eau salée de la rivière de *Salz*, mêlée avec l'eau thermale du *Bain-fort*, et de se faire, pendant l'immersion, des injections dans les ouvertures fistuleuses. Cette médication, accompagnée d'un régime fortement analeptique, a été suivie d'un succès complet, puisque l'écoulement diminua progressivement. Enfin, je pus constater, avant le départ du malade, que les ouvertures fistuleuses étaient entièrement cicatrisées. Le malade est revenu l'année d'après sans avoir éprouvé de récidive.

Leucorrhée consécutive à une affection dartreuse.

30e *Observation.* — Mlle R***, âgée de 25 ans, tempérament nerveux, avait éprouvé, en 1855, une forte émotion à la suite de laquelle une éruption de plusieurs boutons vésiculaires s'était montrée sur les jambes et les cuisses. Ces boutons disparurent pour la plupart; mais quelques-uns d'entr'eux avaient laissé des plaques rouges et squameuses qui, ayant été traitées par des pommades saturnines, avaient fini par disparaître. Un mois après la répercussion de l'affection herpétique, des douleurs se déclarent dans la région de la matrice; le flux menstruel ne pouvait plus se faire sans souffrance et s'accompagnait, sur la fin, d'un écoulement séreux de nature très âcre. Cette maladie, après avoir été symptômatique, était devenue idiopathique. On l'avait combattue avec des bains domestiques et des injections sédatives, mais sans le moindre succès. La leucorrhée durait depuis un an lorsque la malade est venue à Rennes. Je lui prescrivis des bains d'eau salée de la rivière de *Salz* à une température de 24° R. et des injections froides ainsi que des douches ascendantes en arrosoir avec la même eau. Ce traitement fut continué pendant un mois; il fut si favorable, que déjà avant de quitter l'établissement Mlle R*** avait remarqué que l'écoulement avait sensiblement diminué. — Elle est venue l'année d'après dans un état de parfaite guérison.

Leucorrhée consécutive à un accouchement laborieux.

31e *Observation.* — Mme D***, âgée de 25 ans, d'un tempérament lymphatique, après un accouchement laborieux qui avait donné lieu à d'abondantes hémorrhagies, fut atteinte d'une leucorrhée que le défaut d'allaitement avait très probablement favorisée. Cette perte, de nature séreuse, avait pris le caractère atonique et durait depuis deux ans; on l'avait attaquée, sans le moindre succès, par les injections astringentes et même par le baume de Copahu. — Je lui prescrivis des bains d'eau salée de la rivière de *Salz* mêlée avec l'eau thermale du *Bain-fort*. L'écoulement a diminué progressivement pendant son séjour à Rennes; et, à son retour l'année d'après, la malade m'assura que sa guérison était complète.

Engorgement chronique du col de l'uterus.

32e *Observation.* — Mme B***, âgée de 30 ans, tempérament bilioso-nerveux, avait remarqué que, depuis plusieurs mois, le flux menstruel était difficile, et qu'elle ne pouvait pas se donner de l'exercice ni rester debout sans éprouver une grande lassitude dans les jambes et des douleurs dans la région lombaire. L'exploration avec le *speculum* avait fait voir que le cou de la matrice, sans être enflammé, était engorgé. Les injections émollientes et les bains domestiques n'ayant pas fait cesser cet état, la malade fut envoyée aux Bains de Rennes. Je lui prescrivis des immersions dans l'eau salée de *Salz* mêlée avec l'eau thermale du *Bain-fort*, à une température de 23° R. Après avoir suivi ce traitement pendant 40 jours et des douches ascendantes froides en arrosoir, la malade remarqua que la fatigue, pendant la marche et la station, avait disparu. Une visite, avant son départ, constata que l'engorgement avait diminué des trois quarts.

Engorgement glanduleux à la région inguinale.

33e *Observation.* — Mlle R***, âgée de 20 ans, tempérament lymphatique, avait été atteinte, dans son bas âge, d'une maladie qu'on appelle le *Carreau*. A l'aide d'un traitement très actif on avait réussi à dissiper l'engorgement des glandes mésentériques, le volume du ventre avait disparu vers l'époque de la puberté; mais d'autres glandes s'étaient développées, en forme de chapelet, dans la région de l'aîne. Le flux menstruel était rare et difficile, et l'on avait remarqué que, lors de son apparition, les glandes se tuméfiaient au point de gêner la progression; c'est-à-dire que les glandes, qui n'étaient pas douloureuses dans l'état ordinaire, le devenaient alors. L'on avait attaqué cette maladie, à l'intérieur, par des bains aromatiques, des bains sulfureux, des frictions iodurées et mercurielles; et, à l'intérieur, par des pilules d'extrait de ciguë, et par l'huile de foie de morue. L'impuissance de tous ces moyens détermina le médecin à essayer les Bains de Rennes.

Selon sa prescription, la malade fit usage de l'eau du *Cercle* en boisson, et prit le *Bain-fort* mêlé avec l'eau salée de la rivière de *Salz*. Ce traitement, auquel je jugeai à propos d'adjoindre des douches prises sur la région inguinale, fut suivi pendant trente-huit jours. Après vingt-cinq jours de son emploi, la malade me fit observer que les glandes avaient sensiblement diminué. Une circonstance des plus favorables, qui ne doit pas être omise, c'est que le flux menstruel avait anticipé de quelques jours, et qu'il s'était opéré, cette fois, avec plus de facilité et sans tuméfaction des glandes.

La malade revint l'année suivante, toujours dans un état d'amélioration. Je l'ai revue, pour la troisième fois, en 1837; les glandes avaient entièrement disparu.

Cette intéressante observation indique que, dans le cas de ralentissement du flux menstruel, coïncidant avec des engorgements glanduleux, l'eau ferrugineuse du *Cercle*, qui est très emménagogue, combinée avec l'emploi de l'eau salée, peut être d'un heureux effet en remplissant la double indication.

Ulcération de nature syphilitique.

34e *Observation*. — Marie ***, fille naturelle, âgée de 16 ans, issue d'une mère qui avait contracté, avant sa grossesse, une affection syphilitique, fut atteinte, à la suite d'une contusion, d'une tumeur qui, après avoir resté longtemps indolente, avait fini par s'abcéder. Cette tumeur avait son siége à l'insertion de la quatrième côte avec le *sternum*. — Soit que la matière purulente ne se fût pas écoulée par une ouverture assez grande, et soit que la plaie fût de mauvaise nature, on avait pris le parti d'attaquer les parois, qui étaient flasques, par l'application de la potasse caustique. On pouvait espérer de l'emploi de ce moyen rationnel une guérison; mais il n'en fut pas ainsi, car malgré des cautérisations répétées, l'ulcération persistait avec des chairs blafardes d'un très mauvais aspect. — La jeune malade, d'un tempérament lymphatique et d'une obésité remarquable pour son âge, n'avait encore rien vu du flux menstruel, circonstance qui pouvait entretenir sa maladie. — Je lui prescrivis l'eau ferrugineuse du *Cercle* en boisson, et des immersions dans le *Bain-fort* mêlé avec l'eau salée de la rivière de *Salz*, à une température de 26° R., et des douches de même nature. Sous l'influence de cette médication se montra une sensible modification des bourgeons charnus, et je remarquai avec plaisir, non-seulement une suppuration de meilleure qualité, mais encore un commencement de cicatrice. Départ après un mois de séjour aux eaux; retour l'année suivante : cicatrisation complète, apparation du flux menstruel.

Cette observation est une nouvelle preuve de l'avantage qu'on peut retirer des principes résolutifs de l'eau salée de *Salz*, lorsqu'on la combine avec les principes ferrugineux de l'eau thermale du *Bain-fort*.

En examinant les faits pratiques que je viens de présenter; en les appréciant dans tous leurs détails, quel est le médecin qui n'en tirera pas des déductions importantes sous le rapport thérapeutique? Ces observations prouvent que l'eau salée de la rivière de *Salz* est douée de propriétés résolutives, et qu'on peut l'employer, avec de grandes probabilités de succès, dans des engorgements de diverse nature. Cette eau salée sera donc indiquée toutes les fois qu'il faudra ranimer l'action du système absorbant. Son emploi, comme celui de toutes les eaux minérales en général, sera d'autant plus efficace, que la maladie qu'on essaiera de combattre s'éloignera de l'état aigu. Ainsi, d'après mes remarques, l'eau salée sera très bien indiquée dans quelques phlegmasies chroniques qui présentent la forme sub-aiguë. Je l'ai vue produire de bons effets dans l'hépatite chronique, dans les engorgements des articulations, qui succèdent aux paroxismes du rhumatisme et de la goutte; dans ces cas où la fluxion, déterminée par la douleur, ne pouvant se résoudre à cause de l'atonie, entretient la phlegmasie par arrêt de la circulation, comme le ferait un corps étranger. C'est ce que l'on observe souvent dans les engorgements des organes abdominaux et dans les affections scrophuleuses.

L'eau salée de la rivière de *Salz* est une immense ressource thérapeutique que les médecins seront d'autant plus heureux de trouver à Rennes, pour le soulagement de leurs malades, qu'elle manque dans presque tous les thermes de France. — Quant à l'eau de mer, qui offre une vaste piscine à tant de baigneurs, si l'on compare l'analyse qui en a été faite, dans le temps, par Monnet, Bergmann, Lavoisier et Lichtenberg, avec l'eau salée qui est employée à Rennes, on voit, ce qui est digne de remarque, qu'à part une plus ou moindre quantité de sel marin, tous les autres principes chimiques constitutifs sont identiques pour les deux eaux. Aussi, pourrait-on remplacer les bains de mer, dans le traitement de plusieurs maladies, par l'eau de la rivière salée de Rennes-les-Bains. L'on trouverait même dans son emploi un plus grand avantage, puisque, à l'exception de la vague, dont je ne nie pas l'efficacité, on a la faculté à Rennes de mettre en rapport l'action médicamenteuse de l'eau salée avec la susceptibilité des tempéraments, avec le genre et le degré de la maladie ; tandis qu'il faut accepter l'eau de mer telle qu'elle est, avec toute son énergie, indistinctement dans tous les cas. De plus, l'on possède à Rennes le rare avantage de pouvoir mêler, selon les prescriptions des médecins, l'eau salée de la rivière de *Salz* avec l'eau thermale ferrugineuse du *Bain-fort*, ce qui l'imprègne d'autres principes toniques et résolutifs; mixtion qu'on ne peut pas opérer dans les bains de mer ; mixtion qui ne peut qu'exercer une grande influence sur l'économie animale; mixtion qui permet d'attaquer diverses complications morbides.

ORIGINE DE L'EAU SALÉE

DE LA RIVIÈRE DE SALZ.

Après avoir parlé de l'eau salée de la rivière de *Salz*, sous le rapport thérapeutique, et présenté son analyse chimique, j'ai pensé qu'on ne verrait pas sans intérêt quelle est son origine.

Cette rivière, appelée *Salz* à cause du sel marin qu'elle contient, prend sa source dans la commune de Sougragne, à 10 kilomètres en amont de Rennes-les-Bains. D'après des renseignements que l'on peut considérer comme exacts, puisque je les tiens de l'administration, l'écoulement de l'eau salée qui s'échappe de cette source peut être évalué à 800 mètres cubes, ce qui équivaut à 8000 hectolites dans vingt-quatre heures. Le degré salifère de cette eau varie de 2 à 10 degrés du pèse-acide; le degré moyen peut être coté à 6 degrés. L'évaporation a produit de 35 à 40 grammes de sel par litre. Ainsi, en portant à 20 grammes seulement par litre la quantité moyenne de sel marin contenu dans l'eau prise à la source, le résultat serait deux kilogrammes par hectolitre ; ce qui porterait à 16000 kil. la quantité de sel entraîné par un écoulement de vingt-quatre heures. Inutile de dire que ce degré énorme de salure diminue (ce qui n'est pas un inconvénient) par un trajet de 10 kilomètres que la rivière de *Salz* parcourt avant d'arriver au point où elle est prise pour être conduite dans les baignoires de l'établissement thermal.

L'eau de la rivière salée de *Salz* n'est pas d'une limpidité parfaite; elle est légèrement savonneuse et saumâtre au goût. Quant à ses propriétés médicamenteuses, prise en bain, elle est diurétique; en boisson, elle est apéritive et purgative à la dose de 8 à 10 verrées. Sous ce rapport, elle est très indiquée dans les obstructions des organes abdominaux, et très-propre à ranimer les fonctions digestives.

ANALYSE

DES DIVERSES SOURCES DE RENNES (AUDE),

Pour 1,000 grammes (1 litre) d'eau minérale,

Faite à l'Académie Impériale de Médecine de Paris

EN 1839.

SUBSTANCES	BAIN FORT	BAIN DOUX	BAIN de LA REINE	EAU du PONT.	EAU du CERCLE
	T. 51 o c Grammes	T. 40 o c	T. 41 o c.	T 12 o c	T. 12 o c
Acide carbonique . .	0,162	0,148	0,155	indeterm.	indeterm
— Hydrosulfurique .	»	»	Traces	»	»
Carbonate de chaux	0,250	0,140	0,120	0,140	0,060
— de magnésie . . .	0,070	0,030	0,100	0,070	
Chlorure de sodium	0,071	0,181	0,285	0,060	0,070
— de magnesium. . .	0,080	0,244	0,320	0,150	0,140
— de potassium	Traces	Traces	Traces.	indeterm.	indeterm
Sulfate de soude . . . . — de magnésie	0,090	0,120	0,200	0,120	0,100
— de chaux . .	0,162	0,180	0,170	0,025	0,084
— de fer	»	»	»	»	0,150
Silice . . . . . . Alumine Phosphate d'alumine et de chaux. .	0,049	0,037	0,040	0,050	0,017
Oxide de fer carbonaté et sans doute crénaté . .	0,031	0,002	0,006	0,003	0,002
Manganèse . .	Traces	»	»	»	»
Matière organique .	0,040	0,020	0,020	0,030	bitumin
TOTAL .	1 005	1,102	1,416	0,648	0,503
			L'eau était un peu sulfureuse		Odeur particuliè-re pendant l'évapor

L'expérience a démontré que ces eaux sont les plus efficaces contre les RHUMATISMES, les GASTRALGIES et l'ENTÉRALGIE (suite du choléra), la CHLOROSE ou pâles couleurs, les suppressions menstruelles, les maladies dartreuses, les engorgements chroniques de la matrice, du foie et de la prostate.

LIMOUX. - IMPR. DE J. BOUTE.

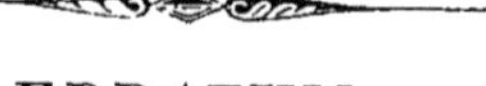

ERRATUM.

A la note de la 2me page, 2me ligne, lisez : *supérieure*, au lieu d'*inférieure*.

www.ingramcontent.com/pod-product-compliance
Ingram Content Group UK Ltd.
Pitfield, Milton Keynes, MK11 3LW, UK
UKHW020217180726
13838UKWH00005B/2042